北京儿童医院
BEIJING CHILDREN'S HOSPITAL

福棠儿童医学发展研究中心
FUTANG RESEARCH CENTER
OF PEDIATRIC DEVELOPMENT

U0391655

儿童健康
好帮手

儿童心血管系统疾病分册

总主编　倪　鑫　沈　颖

主　编　袁　越　秦玉明

编　者（按姓氏笔画排序）

王　勤　首都医科大学附属北京儿童医院
李奇蕊　首都医科大学附属北京儿童医院
杨世伟　南京医科大学附属儿童医院
邵　魏　首都医科大学附属北京儿童医院
秦玉明　南京医科大学附属儿童医院
袁　越　首都医科大学附属北京儿童医院
崔　烺　首都医科大学附属北京儿童医院

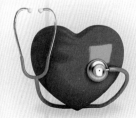

人民卫生出版社

图书在版编目（CIP）数据

儿童健康好帮手.儿童心血管系统疾病分册/袁越，秦玉明主编.—北京：人民卫生出版社，2017

ISBN 978-7-117-24627-9

Ⅰ.①儿… Ⅱ.①袁…②秦… Ⅲ.①儿童－保健－问题解答②小儿疾病－血液病－诊疗－问题解答 Ⅳ.①R179-44②R725.5-44

中国版本图书馆 CIP 数据核字（2017）第 136983 号

人卫智网	www.ipmph.com	医学教育、学术、考试、健康，购书智慧智能综合服务平台
人卫官网	www.pmph.com	人卫官方资讯发布平台

儿童健康好帮手——儿童心血管系统疾病分册

主　　编：袁　越　秦玉明
出版发行：人民卫生出版社（中继线 010-59780011）
地　　址：北京市朝阳区潘家园南里 19 号
邮　　编：100021
E - mail：pmph @ pmph.com
购书热线：010-59787592　010-59787584　010-65264830
印　　刷：北京顶佳世纪印刷有限公司
经　　销：新华书店
开　　本：787×1092　1/32　印张：4.5
字　　数：70 千字
版　　次：2017 年 8 月第 1 版　2017 年 8 月第 1 版第 1 次印刷
标准书号：ISBN 978-7-117-24627-9/R·24628
定　　价：23.00 元

打击盗版举报电话：010-59787491　E-mail：WQ @ pmph.com
（凡属印装质量问题请与本社市场营销中心联系退换）

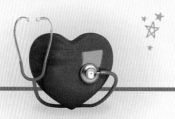

序

Preface

　　2016年5月,国家卫生和计划生育委员会等六部委联合印发《关于加强儿童医疗卫生服务改革与发展的意见》的文件,其中指出:儿童健康事关家庭幸福和民族未来。加强儿童医疗卫生服务改革与发展,是健康中国建设和卫生计生事业发展的重要内容,对于保障和改善民生、提高全民健康素质具有重要意义。文件中对促进儿童预防保健提出了明确要求,开展健康知识和疾病预防知识宣传,提高家庭儿童保健意识是其中一项重要举措。

　　为进一步做好儿童健康知识普及与宣教工作,由国家儿童医学中心依托单位首都医科大学附属北京儿童医院牵头,联合福棠儿童医学发展研究中心20家医院知名专家,共同编写了"儿童健康好帮手"系列丛书。本套丛书共计22册,涵盖了儿科22个亚专业中的常见疾病。

　　本套丛书从儿童常见疾病及家庭常见儿童健康问

题入手,以在家庭保健、门诊就医、住院治疗等过程中家长最关切的问题为重点,以图文并茂的形式,从百姓的视角,用通俗易懂的语言进行编写,集科学性、实用性、通俗性于一体。

本套丛书可作为家庭日常学习使用,也可用于家长在儿童患病时了解更多疾病和就医的相关知识。本套丛书既是家庭育儿的好帮手,也是临床医生进行健康宣教的好帮手。希望本套丛书能够在满足儿童健康成长、提升家庭健康素质、和谐医患关系等方面发挥更大的作用!

总主编

2017 年 5 月

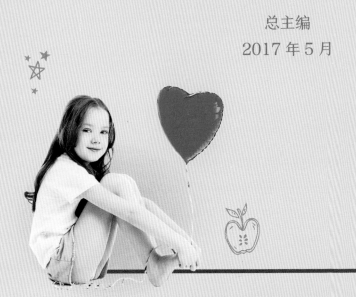

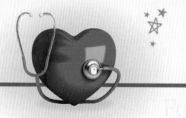

前言

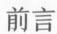

Foreword

　　儿童是家庭的希望,是祖国的未来,孩子拥有健康的体魄是每位家长的心愿。心脏作为维持生命最重要的器官之一,使其维持良好的工作状态对儿童健康至关重要。作为人体的中心,心脏总是神秘而又充满力量,但由于对心血管系统缺乏科学的认识,此类疾病在病程早期易被家长忽视,诊断后又容易引起恐慌。为使得广大家长对心血管系统的生理功能及常见疾病有更好的了解,以便在生活中更好的护理孩子,及早发现疾病状态,及时就医,并且在患儿生病后得到最佳的护理,改善预后,我们编写了本书。

　　本书简要介绍了心血管系统的组成、生理功能以及常见心血管系统疾病如心肌炎、心肌病、川崎病、高血压、风湿热及各种心律失常等。选取临床工作中家长最为关心的 100 个问题作出详细解答,共分为三个部分:家庭健康教育、门诊健康教育、住院患儿健康教育。本

书注重科学性与实用性，通俗易懂、深入浅出，用图文并
茂的方式对家长普遍关心的心血管疾病的相关知识进
行了介绍，适合父母及儿童保健工作者、基层医务人员
阅读。

　　父母多一些知识，孩子的健康就多一份保障，让我
们一起为儿童健康保驾护航！

　　本书中如存在不足和纰漏，请广大读者提出宝贵的
意见和建议。

袁　越

2017.5

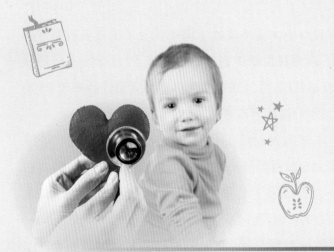

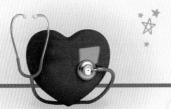

目录

Contents

33　PART 2
门诊健康教育指导

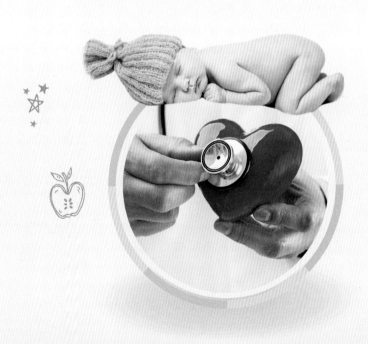

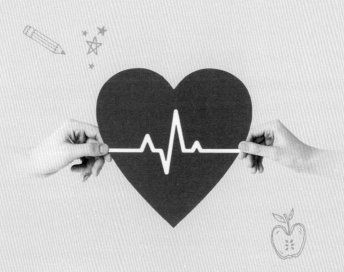

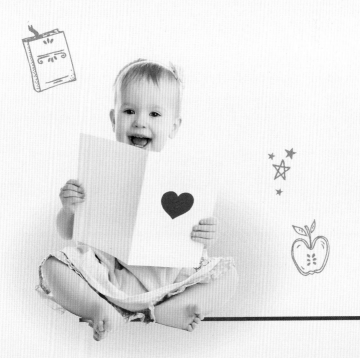

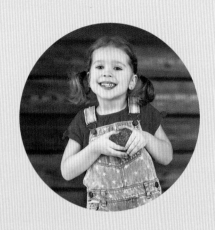

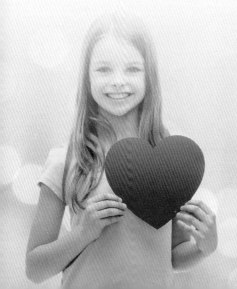

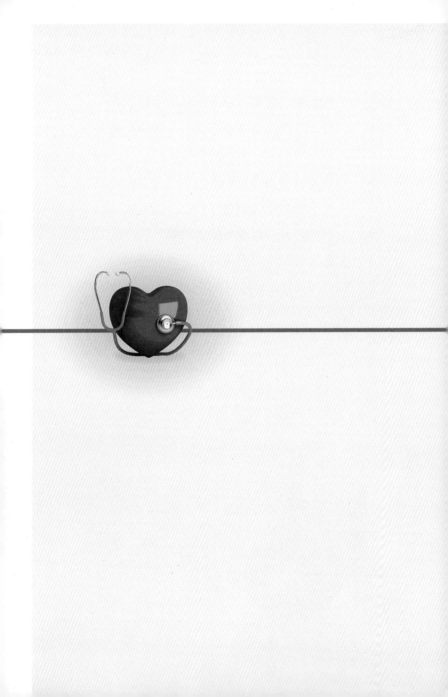

PART 1

家庭健康教育指导

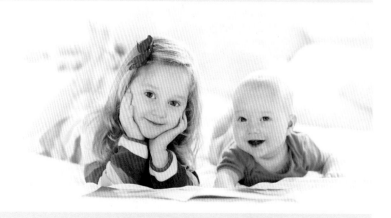

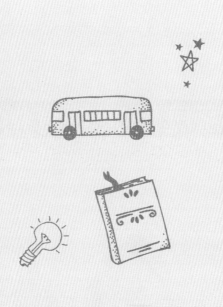

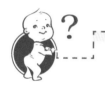

你知道心血管系统是
由什么组成的吗?

心血管系统由心脏和血管组成。心脏由四个腔室组成,分别称为左心房、右心房、左心室与右心室。血管分为动脉、静脉和毛细血管。

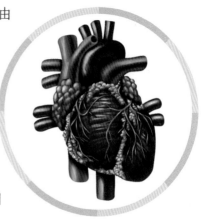

动脉:连接左、右心室并承接心脏射出的血液至全身各部位。根据管腔大小可分为大、中、小动脉。

静脉:顺导血液回心的血管,壁薄,平滑肌、弹力纤维均较少,缺乏收缩性和弹性。

毛细血管:管径平均6~9微米,连于动、静脉之间,相互连接呈网状,数量大,分布广。

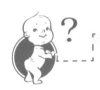

心脏有哪些功能呢?

❀ 心脏是肌性动力器官,因而能够通过强有力地收缩,就像"水泵"一样推动血液沿血管流动,向器官、组织提供充足的血流量,又通过舒张将血液沿静脉回抽到心房,周而复始。

❀ 以心脏泵工作原理为基础,形成了从不间断的血液循环,依靠血液循环完成氧气、各种营养物质、各种内分泌激素等的运输,使这些物质以合适的量以及速度到达特定的器官与细胞,又将细

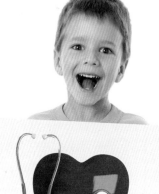

胞的代谢废物通过血液循环
到达特定的器官而排出体
外,实现了机体的调节,维
持体内环境的相对稳定。

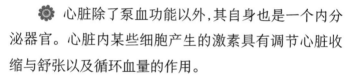

　　❀ 心脏的泵血功能
是人体血压形成的重要因
素,而血压是保障人体各个器官
正常血液灌注的基础。

　　❀ 心脏除了泵血功能以外,其自身也是一个内分
泌器官。心脏内某些细胞产生的激素具有调节心脏收
缩与舒张以及循环血量的作用。

你了解心脏的大小、形状
和在我们身体里的位置吗?

心脏是人体内泵血的肌性动力器官,约占人体重量的0.5%,其大小相当于本人的拳头。心脏由4个腔室组成,其总的容积出生时为20~22毫升;1岁时达2倍;2.5岁时增大到3倍;7岁时增至5倍,约100~110毫升;其后增长缓慢,至青春期初期,其容积仅为140毫升;以后增长又逐渐加快,至10~20岁时达240~250毫升。

心脏位于胸腔内,在膈以上居左、右肺之间,约有2/3在中线左侧,1/3在中线右侧。前方是胸骨和肋骨,后面为食管、大血管和椎骨,两旁是肺脏,因

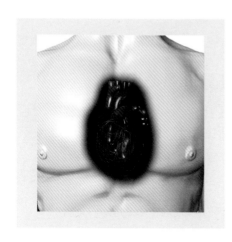

而心脏受到有力的保护。小儿心脏的位置随年龄而改变,新生儿和小于2岁的幼儿的心脏多呈横位,以后逐渐转为斜位。位置的变更与许多因素有关,例如小儿开始起立行走后肺与胸廓的发育以及横膈的下降等。

心脏的形状近似一颗桃子,这颗桃子的尖端称为心尖,指向左前下,底朝右后上方。因此,心的长轴倾斜,与正中矢状面约成45°角。

正常儿童心率应该是多少?

新生儿 120~140 次 / 分钟;

1 岁以下 110~130 次 / 分钟;

2~3 岁 100~120 次 / 分钟;

4~7 岁 80~100 次 / 分钟;

8~14 岁 70~90 次 / 分钟。

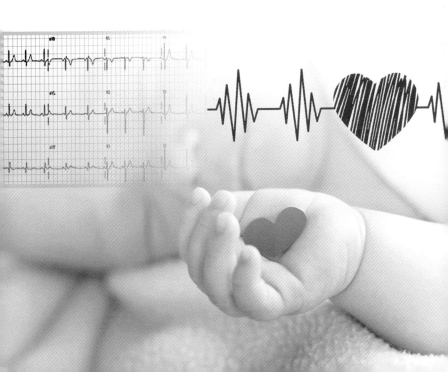

什么是脉搏？与心率有何不同？

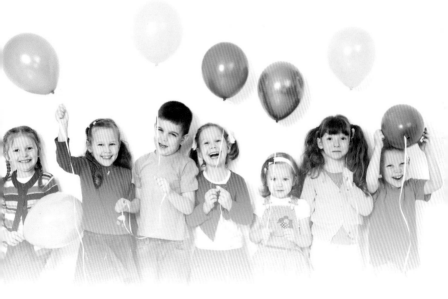

　　脉搏就是指皮肤下浅表动脉的搏动。最常用的部位是手腕部的桡动脉、颈部的颈动脉，大腿根部的股动脉以及脚面部的足背动脉。心率是指每分钟心动周期的次数，心脏每收缩和舒张一次称为一个心脏周期。正常人的脉搏和心率是一致的。

数脉搏可以代替数心率吗?

不可以完全代替。脉搏就是指皮肤下浅表动脉的搏动,搏动的动因来自心脏的跳动。在正常情况下,脉搏次数等于心跳次数。但有时由于心脏跳动减弱,某些部位的脉搏就无法被察觉出来,此时脉搏数不等于心跳数。另外,脉搏还与动脉血管是否通畅有关。

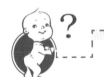

怎样给孩子测血压?

测量血压前须让小儿休息 10 分钟。婴儿或儿童啼哭时不能测压,可在入睡时测量。测上肢血压时,取坐位或卧位,使上臂动脉与心脏在同一水平。露出上臂,伸直肘部,手掌向上,放平血压计。驱尽袖带内空气,将袖带平整地缠于上臂中上部,袖带缠绕松紧要适度,过紧(使血管在气囊未充气前已受压)测得血压偏低;过松,测得血压偏高。不同年龄小儿所用袖带宽度不一样,应为上臂长度的 2/3。过宽,测出血压较实际为低;太窄则测得值过高。年幼儿血压不易测准确。新生儿及小婴儿可用简易潮红法或多普勒超声诊断仪测定。

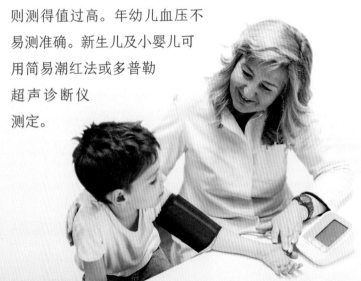

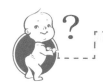

正常儿童血压应该是多少？

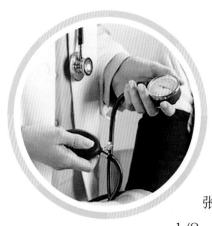

血压的高低主要决定于每次心跳心脏搏出的血量和外周血管的阻力。儿童血压水平和年龄关系很大，一般按下列公式计算：收缩压 = 年龄 ×2+80（mmHg），舒张压为收缩压的 1/3～1/2。

新生儿：76/34（mmHg）；

1～6个月：70～100/30～45（mmHg）；

6～12个月：90～105/35～45（mmHg）；

1～2岁：85～105/40～50（mmHg）；

2～7岁：85～105/55～65（mmHg）；

7～12岁：90～110/60～75（mmHg）。

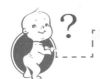

如何保护我们的心脏?

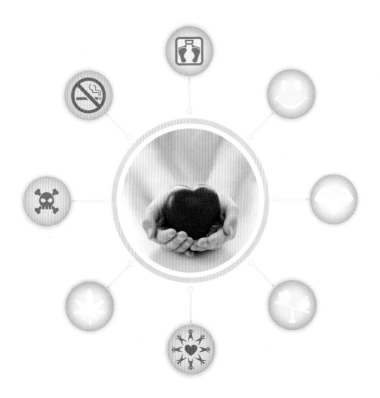

✿ 控制体重:体重增加 10%,胆固醇平均增加 18.5mmol/L,冠心病危险增加 38%;体重增加 20%,

冠心病危险增加 86%,有糖尿病的高血压病人比没有糖尿病的高血压病人冠心病患病率增加 1 倍。

✿ 避免青少年吸烟及被动吸烟:烟草中的烟碱可使心跳加快、血压升高(过量吸烟又可使血压下降)、心脏耗氧量增加、血管痉挛、血液流动异常以及血小板的黏附性增加。

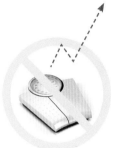

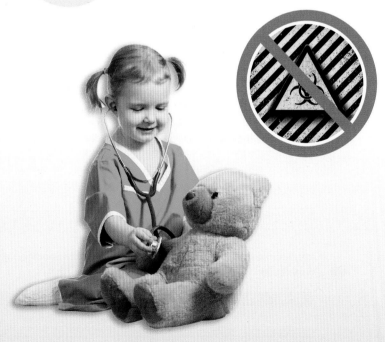

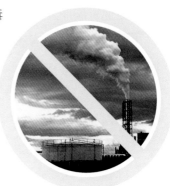

❀ 避免接触毒品:很多毒品可以对心血管系统产生直接毒性。静脉注射引起的感染也可对循环系统产生不良影响,吸毒还会引起各种心律失常和心脏缺血性改变。

❀ 改善生活环境:污染严重及噪音强度较大的地方,可能诱发心脏病。因此,改善居住环境,扩大绿化面积,降低噪音,防止各种污染。

❀ 避免到人员拥挤的地方去:无论是病毒性心肌炎、扩张型心肌病,还是冠心病、风湿性心脏病,都与病毒感染有关,即便是心力衰竭也常常由于上呼吸道感染而引起急性加重。因此要注意避免到人员拥挤的地方去,尤其是在感冒流行季节。

❀ 应有合理的饮食安排:高脂血症、不平衡膳食、糖尿病和肥胖都和膳食营养有关,所以,从心脏病的防治角度看营养因素十分重要。原则上应做到"三低"即:低热量、低脂肪、低胆固醇。

❀ 积极参加适量的体育运动:维持经常性适当的运动,有利于增强心脏功能,促进身体正常的代谢,尤其对促进脂肪代谢、防止动脉粥样硬化的发生有重要作用。对心脏病患者来说,应根据心脏功能及体力情况,从事适当量的体力活动有助于增进血液循环,增强抵抗力,提高全身各脏器功能,防止血栓形成。但也需避免过于剧烈的活动,活动量应逐步增加,以不引起症状为原则。

🌼 养成健康的生活习惯:生活有规律,心情愉快,避免情绪激动和过度劳累。

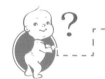

心脏病患儿日常饮食
注意事项有哪些?

心脏病是心脏疾病的总称。儿童患者主要多见于各种先天性心脏病、心肌炎、心肌病以及各种类型的心律失常等。疾病的种类不同在日常生活中的饮食注意事项就不完全相同,但总的来讲要遵循以下的饮食原则:

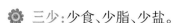

❀ **三少:少食、少脂、少盐。**

◎ **少食:**少食是指要限制进食的数量和种类。有意识地控制每天热量摄取量,控制体重过快增长。建议每次进食不宜过饱,以免加重胃肠负担,引发心脏病发作。此外还应少食辛辣刺激性食物及过凉过热的食物,以减轻胃肠刺激。

◎ **少脂:**心脏病人要尽量少食用高脂肪和高胆固

醇食物,如油类、肥肉类食品、动物内脏等。过多的脂肪可以造成肥胖、高血脂。另外,要避免动物性食品,少吃肥肉、奶油、黄油等脂肪类食物,少吃动物肝脏、脑、鱼子、墨斗鱼等含胆固醇高的食物。

◎ **少盐**:盐的主要成分是钠和氯,而钠在人体内具有"水化"组织的作用,体内的钠和氯大部分都是从尿中排出的。而血液中钠离子浓度过高会引起体内大量水分的潴留,造成患儿全身水肿、肿大,增加心脏的负担,严重的还会导致心力衰竭。

❀ **三多**:多膳食纤维素、多维生素、多微量元素。

◎ **多补充膳食纤维素**:膳食纤维素是一种不能被人体消化、吸收的物质,但它能促进胆酸从粪便中排出,保持大便通畅,减少胆固醇在体内生成。纤维素主要存在于蔬菜中,以竹笋、梅干菜、芹菜、韭菜为代表,粮食作物中以黄豆、燕麦含量较多。

◎ **多补充维生素**:丰富的维生素有助于心脏健康。如维生素 C 能改善冠状动脉的血液循环,保护血管内皮细胞的完整性,还能促进胆固醇生成胆酸,从而降低血中有害的胆固醇。维生素 E 具有很强的抗氧化作用,能阻止不饱和脂肪酸发生过氧化,保护心肌,预防血栓。维生素 PP(即尼克酸、烟酸)能扩张末梢血管,防止血栓形成,还能降低血中胆固醇含量。绿叶蔬菜中富含维生素 C;肉类、谷物、花生、酵母中富含维生素 PP;油脂、豆类、蔬菜中富含维生素 E。

◎ **多补充微量元素**:微量元素数量不多,但作用很大,心脏病人同样离不开。硒能保护心脏,防止病毒感染,是心脏的守护神。铬能强化胰岛细胞,预防糖尿病,还能抑制胆固醇吸收,从而减缓或阻止冠心病的发生、发展。此外,钙、镁、钾、碘等矿物元素也对保护心脏有益。

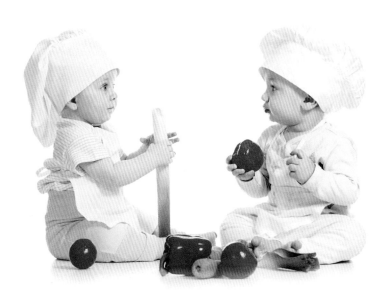

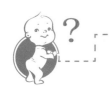

心脏疾病都可以手术吗?
哪些心脏疾病可以手术?
哪些不可以手术呢?

心脏病的种类有很多,并不是说每一种类的心脏病都需要进行手术治疗,即使同一种类的心脏病有时还要根据疾病的严重程度来决定是否要进行手术。一般来讲,可以通过手术治疗的心脏病包括:各种先天性心脏病,最常见的室间隔缺损、房间隔缺损、动脉导管未闭、肺动脉狭窄、法洛四联症等;获得性心脏及其瓣膜疾病,例如风湿性心脏瓣膜病、感染性心内膜炎造成瓣膜损伤、心肌梗死后室间隔穿孔等;多种快速型心律失常,例如室上速、室速、房扑以及房颤等可以通过射频消融术来治疗。而对于儿童来讲,发病率较高的心肌炎以及各种类型的心肌病一般不需要手术治疗。

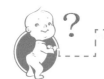

心脏问题能在
母亲孕期检查发现吗?

怀孕期间检查可以查出大部分先天性结构性心脏病以及严重心律失常,但是对于心脏结构上非常小的缺损则不容易发现。

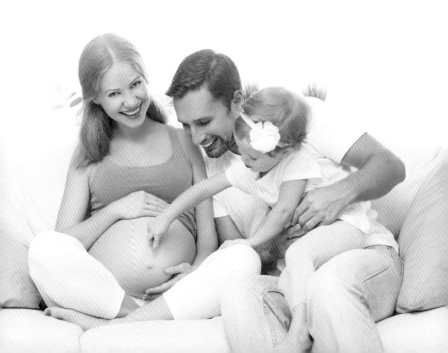

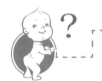

心脏疾病患儿日常生活中的
注意事项有哪些?

✿ **定期随诊:**对于大部分心脏疾病患儿都需要到小儿心脏专科门诊定期随诊,以便接受小儿心脏专科医师的指导,切不可自认为孩子无任何症状,而错失最佳的治疗时机,一旦错过后果往往会很严重。

✿ **规律服药:**许多小儿心脏疾病属于慢性疾病,例如扩张型心肌病、慢性心肌炎等,病程往往比较长,在此过程中需要长期而规律服用药物,在药物的增减以及服用时间上切不可自作主张。

✿ **注意休息:**对于伴有心脏扩大、心功能不全以及全身水肿的心脏

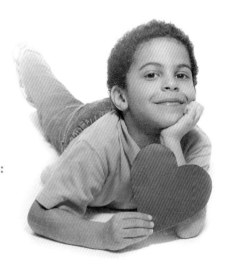

病患儿,严格的卧床休息是十分必要的。对其他的心脏病患儿来说,应根据心脏功能及体力情况,从事适量的体育活动有助于增进血液循环,增强抵抗力,提高全身各脏器功能,防止血栓形成。但也需避免过于剧烈的活动,活动量应逐步增加,以不引起症状为原则。

　　✿ **控制体重**:体重过快增加不但需要增加服药量,而且会加重心脏负担。

　　✿ **合理饮食**:做到"三少"与"三多":少食、少脂、少盐;多膳食纤维素、多维生素、多微量元素。

　　✿ **预防接种**:对于先天性心脏病的患儿,如果不伴有心功能不全、肺动脉高压等情况是可以预防接种的。而对于获得性心脏病的急性期是不适宜预防接种的。

心脏病患儿可以运动吗？
可以上体育课吗？

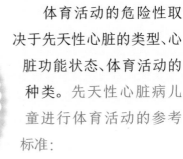

体育活动的危险性取决于先天性心脏的类型、心脏功能状态、体育活动的种类。先天性心脏病儿童进行体育活动的参考标准：

❀ 先天性主动脉狭窄：轻度，压力阶差小于20mmHg，如心电图运动试验、心功能、Holter监护都属正常时，可以没有限制，但如运动后出现心绞痛、昏厥则属禁忌。中或重度者，应避免做体育活动。

❀ 肺动脉瓣狭窄：轻度；压力阶差小于25mmHg，可以没有限制，中或重度者应避免。

❀ 法洛四联症：限制或不参加，运动后可出现呼吸困难、发绀加重、心律失常。

❀ 冠状动脉起源异常：不参加，运动后可出现心绞痛、心肌梗死、猝死。

🌼 肺动脉高压：不参加，运动后可出现晕厥、猝死。

🌼 室间隔缺损、房间隔缺损以及动脉导管未闭等左向右分流先心病：如果不伴有心功能不全以及肺动脉高压可适当运动，但应避免剧烈运动，以不产生劳累感为宜。

🌼 其他类型心脏病患儿，如心肌炎、心肌病等，在急性期应严格限制运动，直至心脏大小以及心功能恢复正常。

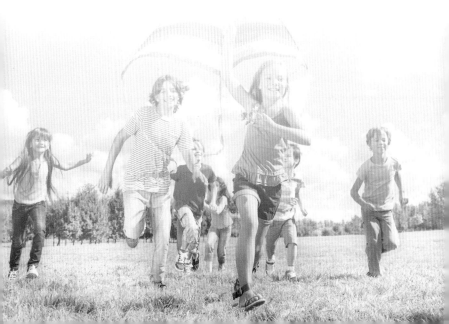

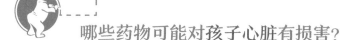

哪些药物可能对孩子心脏有损害?

心脏对某些药物敏感性很强,在治疗量以内或长期蓄积均可出现中毒反应,特别是婴幼儿。

⚙ **镇静催眠药**:如水合氯醛、甲喹酮、氯丙嗪等,此类药若长期或大剂量服用,可损害心脏,影响循环系统,出现心脏抑制和血压下降。甲喹酮还可诱发心动过速、心悸、心衰等症。

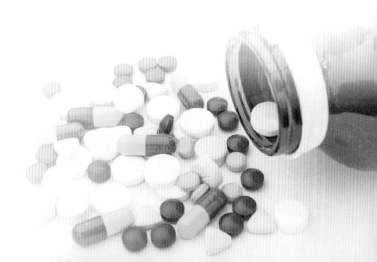

✿ **血管活性药物**：如肾上腺素、去甲肾上腺素、多巴胺、盐酸麻黄碱等。此类药物对心脏的毒性作用较大，常易引起心律失常、心动过速、诱发心绞痛。

✿ **抗高血压药**：如盐酸肼哒嗪、硫酸胍乙啶、利血平、甲基多巴、硫酸胍生等。服用这类药易引起心动过缓、心悸及直立性低血压，尤其是哒嗪类药，可使心率加快、心输出量增加、心肌耗氧量增加，诱发心绞痛和心力衰竭。

✿ **血管平滑肌舒张药**：如双肼屈嗪、长压啶、地巴唑等。服用这类药物容易引起冠状动脉痉挛。

✿ **止喘类药**：如氨茶碱、麻黄碱、博利康尼、氯喘片、百喘朋等。这类药可引起心肌过度兴奋而发生心悸、心动过速、血压骤降等危象。

✿ **平滑肌、横纹肌兴奋药**：如氯化铵、甲酰胆碱、加兰他敏等。这类药物对心脏毒性较大，常常引起心动过缓、心律不齐、传导阻滞，还可引起房室传导阻滞。

✿ **中枢兴奋药**：如盐酸山梗菜碱、盐酸丙咪嗪等。大剂量使用，可引起心动过缓、传导阻滞、呼吸抑制、心肌损害。

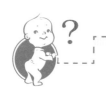

孩子说"心慌"是病吗？

孩子偶尔述说心慌并不一定是心脏出了问题，例如在发热、惊吓、紧张、焦虑、运动等情况下可以出现短暂心慌的症状。另外，在自主神经功能紊乱的情况下也可以出现胸闷、心慌、气短的表现。但如果孩子反复出现或持续时间比较长的心慌胸闷，家长有必要带孩子到小儿心脏专科门诊就诊，可能还需要做一些检查，包括心脏超声、普通心电图和24小时动态心电图以及心肌酶学方面的检查。

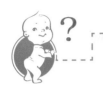

体检发现心脏杂音怎么办?

心脏的杂音分为生理性与病理性杂音。生理性杂音是指不伴有心脏器质性疾病的杂音,是无害的。病理性杂音是指伴有器质性心脏病的杂音,是有害的。区分两种杂音只有通过小儿心脏专科医师听诊或(和)心脏超声检查。当家长发现孩子有心脏杂音后应及时到小儿心脏专科门诊就诊。

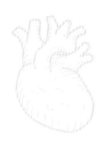

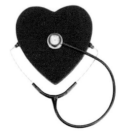

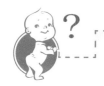

体检发现心律不齐需要去医院看吗？

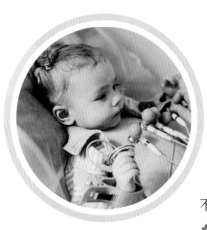

心律不齐多见于以下几种情况：

🌼 **呼吸性窦性心律不齐**：是指心脏节律随呼气相与吸气相而发生改变，是小儿最常见的心律不齐的原因，一般不需要治疗。

🌼 **非呼吸性窦性心律不齐**：非呼吸性窦性心律不齐较少见，具体原因还不十分清楚，有人认为与生气、情绪不稳定或使用某些药物（如洋地黄、吗啡等）有关。

🌼 **窦房结内游走性节律**：激动的发生点在窦房结内移动。

🌼 **与心室收缩排血有关的窦性心律不齐**：是由于心室收缩排血异常致窦房结血液供应不均匀，从而造成

窦房结的自律
性发生改变。

✿ 异位
心律诱发的窦
性心律不齐:期
前收缩,尤其是
发自心房的期
前收缩可使窦

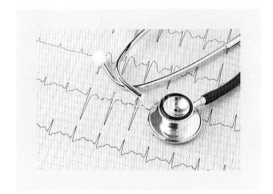

房结的激动提早发生,继之窦房结受抑制,因而发生一
过性异位激动所诱发的窦性心律不齐。

　　以上心律不齐的鉴别需要心脏专业知识,一旦发现
孩子心律不齐,家长还是应该到小儿心脏专科门诊及时
就诊。

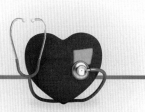

PART 2

门诊健康教育指导

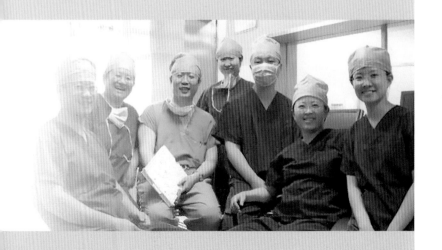

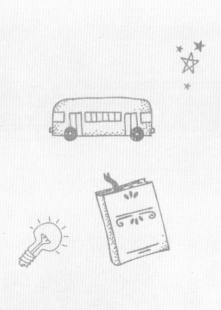

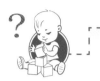

出现什么情况要带孩子去看
心脏专科门诊?

如果有下列情况则需要带您的孩子就诊:

🌸 有家族性心脏病史;

🌸 孩子出生后发现有青紫、气促、喂养困难;

🌸 孩子有胸闷、心悸、乏力、气促、胸痛、晕厥等症状;

🌸 体检发现心脏杂音、心律不齐、血压高、心脏增大等情况。

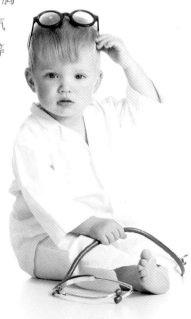

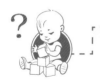

孩子得了心脏病，需要做哪些检查？

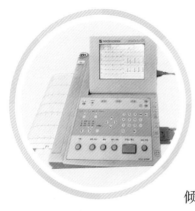

根据病情需要，一般选择性进行胸片、心电图、超声心动图、心肌酶谱、心肌钙蛋白、24小时动态心电图（Holter）等检查，必要时还需要进行心脏MRI、运动平板试验、直立倾斜试验等检查。

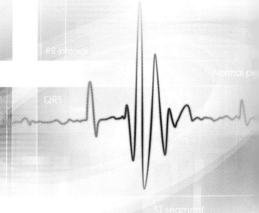

什么是 Holter ？
为什么要做 Holter ？

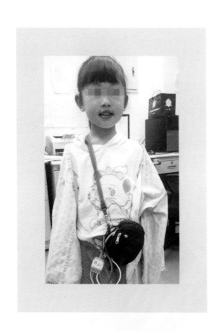

Holter 即"动态心电图"，是将记录仪背在身上以连续 24 小时记录活动和安静状态下的心电变化情况。因为一次普通心电图难以捕捉到有效的异常心电活动，动态心电图能够发现常规心电图不易发现的心律失常和心肌缺血等异常情况，是临床分析病情、确立诊断、判断疗效重要的客观依据。

心肌酶正常，为什么还要做心电图、心脏彩超和 Holter？

心肌酶谱是反映心肌细胞损伤的指标之一，一般用于心肌炎、心肌梗死的诊断。而有些心脏疾病患者的心肌酶谱可以正常，如先天性心脏病、心律失常、心肌病等，所以需要做心电图、心脏彩超和 Holter 等以全面了解有无心律失常、心脏结构异常等情况。

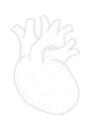

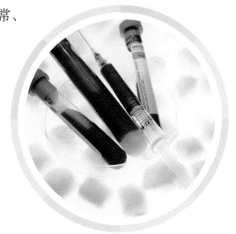

孩子胸闷、憋气、乏力、长出气是什么原因?

孩子出现上述症状,需要到心内科就诊以全面评估检查,排除有无心肌损害、心肌炎、心肌病等心脏病或其他系统疾病,如排除各种器质性疾病,可考虑与心脏自主神经功能紊乱有关。

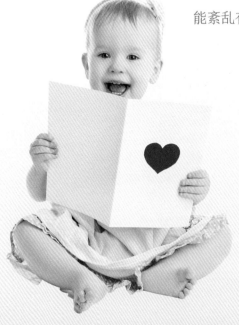

什么是心肌损害？

小儿心肌损害是指各种原因导致的心肌受累，并且临床上不能明确诊断为心肌炎、心肌病、先心病、心瓣膜病等疾病，临床上统称为心肌损害，一般表现为心肌酶谱和(或)心肌钙蛋白异常。

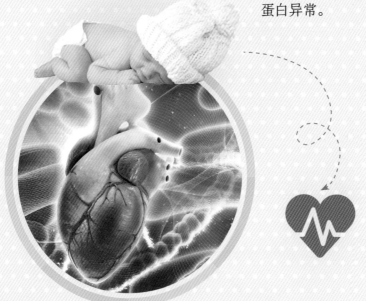

什么是感染性心肌炎？

指各种病原微
生物感染后导致
的心肌炎，在感
染病程中或恢
复期中可出现
心脏扩大、心力
衰竭、心源性休
克或心律失常。病
毒是最常见的病因，细
菌、立克次体、真菌、原生动
物、寄生虫是少见致病因子。

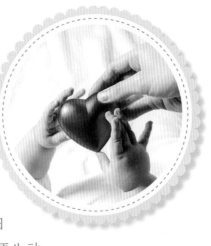

心肌损害和心肌炎的区别有哪些?

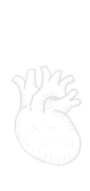

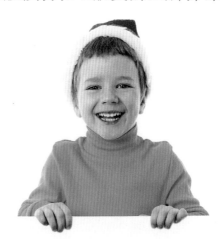

　　心肌损害是指仅存在心肌酶谱和(或)肌钙蛋白异常等心肌水平的损害,但尚未达到心肌炎的诊断标准。一般心肌炎均有心肌损伤,但心肌损害不一定都是心肌炎。

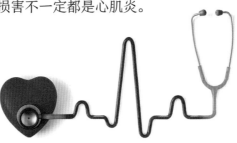

心肌炎的常见病因是什么？

心肌炎最常见的病因是感染性心肌炎，其中以病毒性感染最为常见(柯萨奇病毒、埃可病毒、腺病毒、肝炎病毒等)；细菌(如白喉杆菌、链球菌等)、真菌、立克次体、螺旋体、原生动物、寄生虫是少见致病因子。其他如自身免疫性疾病(如急性风湿热、川崎病、系统性红斑狼疮)、物理因素(如胸部放射性治疗引起的心肌损伤)、化学因素(如多种药物、一些抗菌素、肿瘤化疗药物等)也可引起心肌炎。

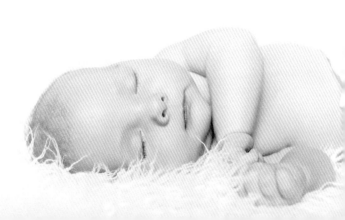

心肌炎患儿有哪些表现?

心肌炎是儿童常见的心脏疾病,临床表现轻重不一。小婴儿可表现为吃奶差、烦躁、哭闹、嗜睡、恶心、呕吐等,幼儿可有懒动、长叹气等表现,较大儿童常诉胸闷、心慌、头晕乏力、心前区痛或不适等;严重者可出现抽搐。

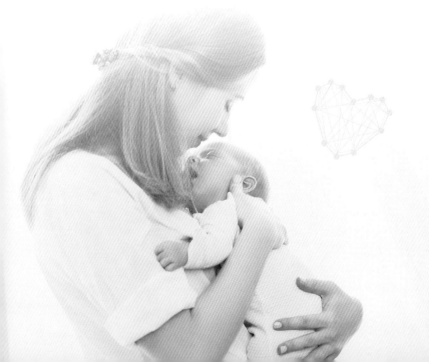

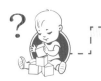

为什么心肌酶正常，
还诊断心肌炎呢?

心肌炎有4项主要诊断标准,即:

🌼 心功能不全、心源性休克或心脑综合征;

🌼 心脏扩大;

🌼 心电图改变;

🌼 血CK-MB升高或cTnI阳性。

心肌酶谱只是其中一项,只要满足主要诊断标准中的2条就可以诊断心肌炎。即使心肌酶正常,只要存在其他2条主要诊断标准,也可以诊断心肌炎。

儿童心肌酶升高都由
哪些原因导致？是心肌炎吗？

心肌酶谱升高可以由感染、心律失常、冠脉病变、乏氧、中毒（药物及毒物）、代谢性疾病、神经肌肉病、血液病等引起或并发。心肌酶升高，不一定是心肌炎，应进行全面检查评估。

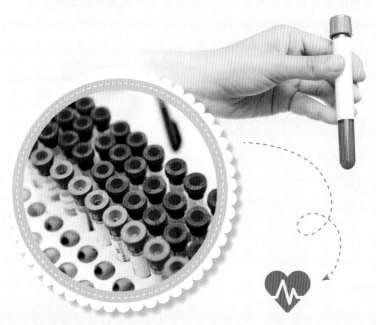

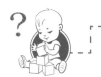

如何治疗感染性心肌炎?

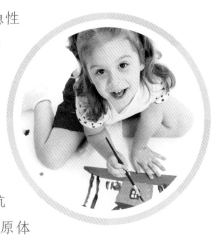

✿ 一般治疗:急性期建议休息,限制活动,学龄儿童免除体育活动,避免婴幼儿剧烈哭闹。

✿ 抗感染治疗:对于有感染存在的患儿,要积极对症抗感染(细菌、病毒、支原体等)治疗。

✿ 营养心肌治疗:提供心肌能量,促进心肌细胞修复,疗程通常3~6个月。

✿ 对病情较重存在充血性心功能不全、心源性休克、心脏明显扩大、严重心律失常(高度或Ⅲ度房室传导阻滞、室性心动过速)时,根据病情需要采取利尿剂、血管活性药、正性肌力药、激素或丙种球蛋白等综合治疗措施。

心肌炎患儿在日常生活中
需要注意哪些事情?

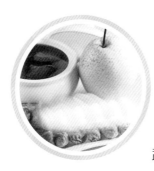

患有心肌炎的儿童需注意休息,勿参加体育活动,以减轻心脏负担,根据医师的医嘱定期复查。饮食要清淡、易消化、富于营养,多吃新鲜蔬菜和水果。

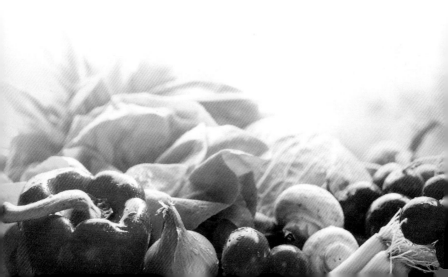

心肌炎可能会反复发生吗？

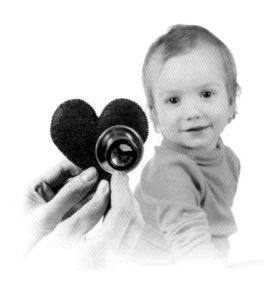

如果孩子反复感染，则存在心肌
炎复发的可能。

保心肌药物需要吃多久?

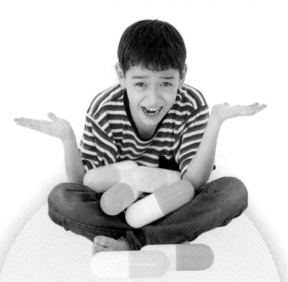

营养心肌的药物能够提供心肌能量,促进心肌细胞修复,通常口服3~6个月。

心肌炎患儿什么情况下
可以上体育课?

心肌炎后能不能运动,要根据患儿病情的轻重缓急来定。在心肌炎急性期,应限制体力活动,不过也应避免长期卧床。轻型心肌炎病人,一般在发病 3~4 周后,可参加 10~30 分钟的有氧运动,如步行等。锻炼 3 个月后,根据随访情况增加活动量,如游泳、骑自行车和体操等,但一定要注意循序渐进。有心力衰竭或心脏扩大者应休息 6 个月~1 年,或至心脏大小恢复正常、血沉正常之后开始活动,根据心电图、心脏超声、Holter 和运动试验等随访结果决定活动量。

怎样预防心肌炎?

平时应均衡饮食,注意锻炼,增强体质,注意休息,避免感冒。一旦发生感冒后,应多休息,如出现胸闷、乏力等不适应及时就诊。

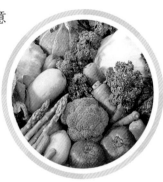

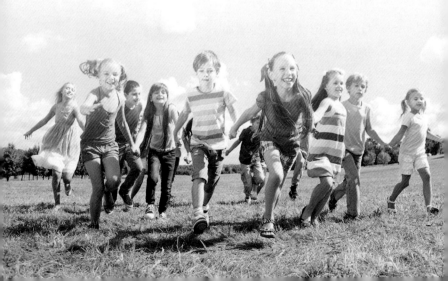

孩子为什么会得川崎病?

　　川崎病又称皮肤黏膜淋巴结综合征,临床以发热、多形性皮疹、球结合膜充血、手足红斑、硬性水肿及颈淋巴结肿大为主要表现。目前认为川崎病可能是一种或多种病原微生物进入人体内引起的一种免疫性疾病,与感染后导致的免疫系统异常有关,某些患儿存在遗传易感性。

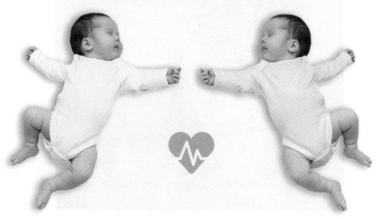

川崎病会复发吗?

川崎病约有 2%~3% 左右的复发率,多见于初发的 2 年内,一般与孩子的机体免疫状态有关。

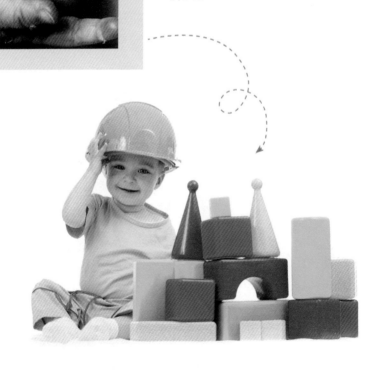

川崎病患儿出院后
需要注意什么？

出院后根据病情,于发病1个月、2个月、3个月、6个月、1年及发病后5年内每年各随访复查1次,检查内容包括心脏超声、心电

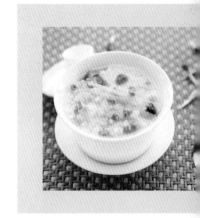

图、血小板,必要时复查血沉。住院期间无冠脉扩张或存在一过性轻度冠脉扩张的患儿,建议口服小剂量阿司匹林6~8周;存在冠脉明显扩张的患儿,根据冠脉扩张程度决定阿司匹林疗程和运动量,长期随访。因使用丙种球蛋白,一般发病6个月内不接受免疫接种。

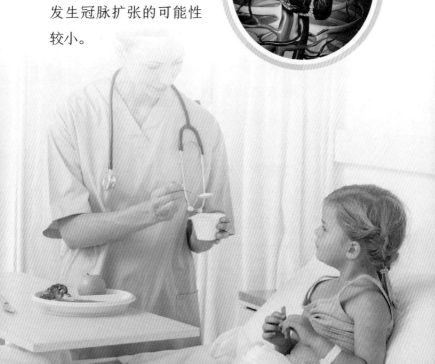

川崎病患儿如果住院期间冠脉无扩张，出院后冠脉还会扩张吗？

川崎病患儿如果住院期间冠脉无扩张，复查血沉、CRP等各种炎性指标无明显异常，一般出院后发生冠脉扩张的可能性较小。

川崎病患儿需要
门诊随诊多久？

无冠状动脉病变的，一般需要随诊 6 年；有冠状动脉病变的患儿复查到冠状动脉病变恢复为止。

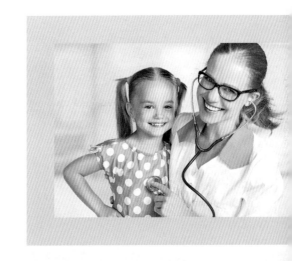

川崎病患儿需要
吃阿司匹林多久呢?

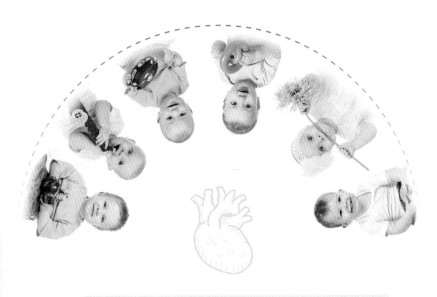

治疗川崎病,阿司匹林30~50mg/(kg·d)分三次口服,10天左右复查,血沉正常后减为3~5mg/(kg·d)。总疗程2~3个月。伴有冠脉扩张的患儿用至冠脉恢复正常为止。

川崎病患儿
可以接种疫苗吗?

川崎病患儿在应用丙种球
蛋白后 6 个月内避免接种疫苗。

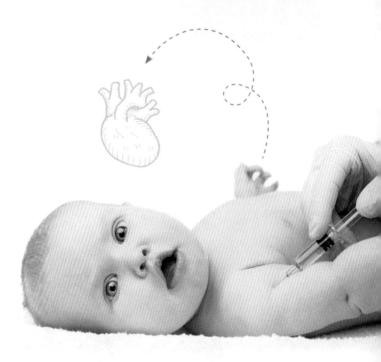

心脏病会遗传吗？

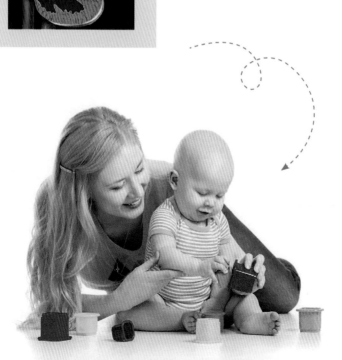

心脏病一般分为先天性心脏病和继发性心脏病，先天性心脏病有遗传倾向，但继发性心脏病一般不会遗传。

什么是窦性心律?

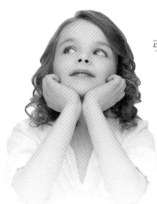

窦性心律是由窦房结激动引起的心律,正常人的心律为窦房结机动引起,沿心室传导束下传,引起心脏其他部位机动。因此,正常心律为窦性心律。

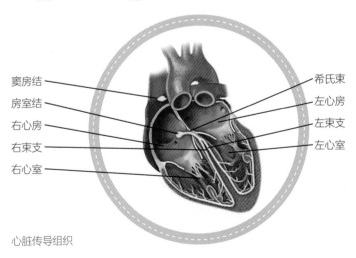

窦房结　　　　　　　　　　　　　　希氏束
房室结　　　　　　　　　　　　　　左心房
右心房　　　　　　　　　　　　　　左束支
右束支　　　　　　　　　　　　　　左心室
右心室

心脏传导组织

引起心率快的原因有哪些?

引起心率增快的常见原因分析:

精神紧张、运动、疼痛、恐惧等可引起交感神经兴奋使心率增快;拟交感神经的药物(如肾上腺素、去甲肾上腺素、异丙肾上腺素、麻黄碱)、阿托品、咖啡因等也可使心率增快。存在发热、感染、出血、休克、心力衰竭、甲状腺功能亢进等病理情况,也会出现心率增快。

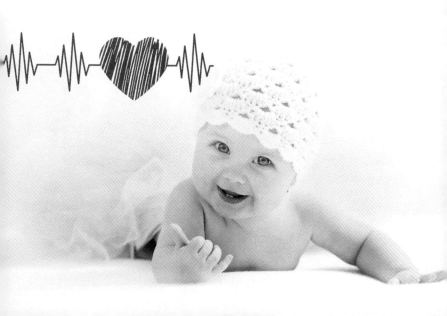

什么是窦性心律不齐?
需要治疗吗?

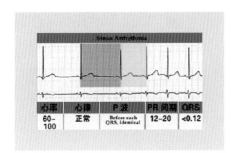

窦房结发出的激动不匀齐,使心率有增快与减慢的现象,称为窦性心律不齐。

窦性心律不齐,在小儿较为多见,多为健康小儿,并不引起临床症状。随呼吸周期自主神经张力的变化使窦房结的自律性发生相应的变化,呼气时迷走神经张力增高,心率减慢;吸气时张力减低,心率增快。这是不需要治疗的。

窦性心律不齐偶可发生于心脏病的患儿,需要治疗。

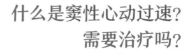

什么是窦性心动过速？
需要治疗吗？

🌸 窦性心动过速指窦性心率超过以下范围：

<1 岁：>140 次 / 分；

1~6 岁：>120 次 / 分；

>6 岁：>100 次 / 分。

🌸 其病因如下：

生理性：精神紧张、运动、疼痛、恐惧、饮酒或咖啡等交感神经兴奋所致。

病理性：发热、感染、出血、休克、心力衰竭、甲亢、嗜铬细胞瘤、不适当的窦性心动过速。

药物：肾上腺素、异丙肾上腺素、去甲肾上腺素、麻黄碱等。

🌸 窦性心动过速是小儿心律失常中最常见的一种。治疗原则：

◎ 主要治疗原发病。

◎ 以交感神经兴奋为主的患者可选用 β-受体阻滞剂或钙拮抗剂。

◎ 不适当的窦性心动过速可行射频消融治疗。

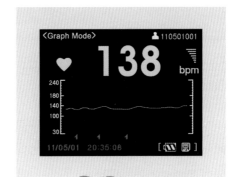

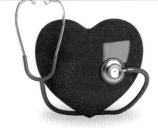

什么是窦性心动过缓？
需要治疗吗？

❀ 窦性心率低于以下范围：

<1 岁：<100 次 / 分；

1~6 岁：<80 次 / 分；

>6 岁：<60 次 / 分。

❀ 其病因有：

生理性：张力增高如呕吐、晕厥、屏气、胃扩张、颅压高、腹痛、高血压以及刺激迷走神经咽部、压迫眼球，运动员等。

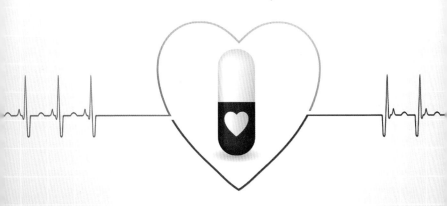

病理性:感染恢复期、甲状腺功能减退、病态窦房结综合征、高血钾、心肌病等。

药物:洋地黄、普萘洛尔、苯妥英钠等。

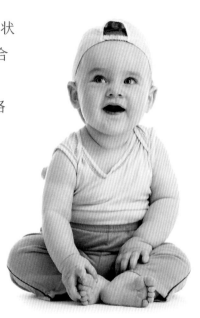

☼ 关于治疗:

◎ 治疗原发病。

◎ 药物:阿托品、异丙肾上腺素。

◎ 明确为病态窦房结伴有临床表现者安装起搏器治疗。

什么是过早搏动？分哪几种？

心脏某一起搏点比主导节律(通常是窦性心律)提前发出激动,引起心脏提早除极,称过早搏动(简称早搏),又称期前收缩。根据异位起搏点位置的不同,期前收缩可分为房性、房室交接界性(统称为室上性期前收缩)及室性期前收缩。其中以室性期前收缩为最常见,房性次之,房室交界性少见。

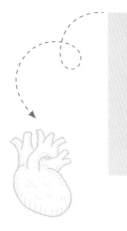

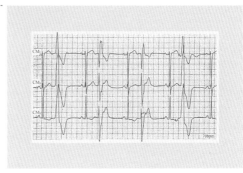

过早搏动的病因有哪些?

常见于无器质性心脏病的小儿。可由疲劳、精神紧张、自主神经功能不稳定等所引起,但也可发生于心肌炎、先天性心脏病或风湿性心脏病。有些药物如:拟交感胺类、洋地黄、奎尼丁中毒及缺氧、酸碱平衡失常、电解质紊乱(低血钾)、心导管检查、心脏手术等均可引起过早搏动。健康学龄儿童中 1%~2% 有过早搏动。

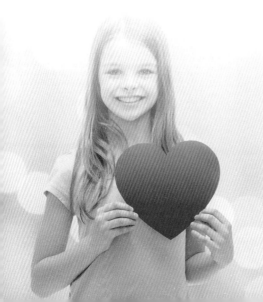

期前收缩需要治疗吗？

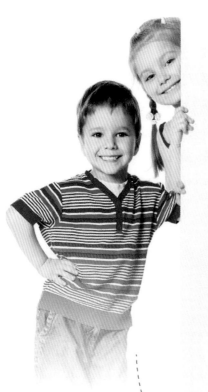

一般认为若期前收缩次数不多，无自觉症状，或期前收缩虽频发呈联律性，但形态一致，活动后减少或消失无需用药治疗。有些病人期前收缩可持续多年，但不少病人最终自行消退。

对在器质性心脏病基础上出现的期前收缩或有自觉症状、心电图上呈多源性者，则应予以抗心律失常药物治疗。

胸痛的原因有哪些呢?

胸痛最常见的病因有以下几种:

❀ 心血管疾病:例如心绞痛、急性心肌梗死、心肌炎、急性心包炎、主动脉瘤破裂、夹层动脉瘤等。

❀ 呼吸系统疾病:如自发性气胸、胸膜炎、肺炎、肺癌、急性气管 - 支气管炎等。

❀ 胸壁疾病:如带状疱疹、非化脓性肋软骨炎、肋骨骨折等。

❀ 纵隔疾病:如反流性食管炎、纵隔肿瘤、食管裂孔疝等。

❀ 其他:如膈下脓肿、肝脓肿、脾梗死、肝癌等。

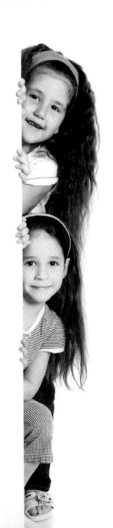

胸痛最常见的
辅助检查有哪些?

胸痛最常见的辅助检查有血常规、心肌酶、肌钙蛋白、心电图、胸片、心脏彩超、动态心电图等,可以根据以上检查结果,决定进一步检查项目。

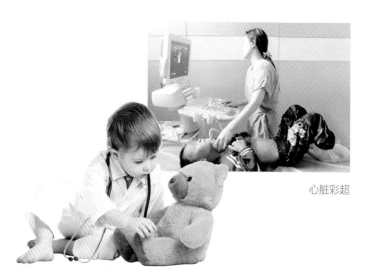

心脏彩超

什么是快速心律失常性心肌病？

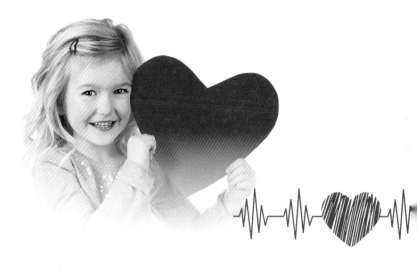

持续或频繁发作的快速心律失常可引起心脏扩大、心功能降低,临床上颇似扩张型心肌病,命名为"快速心律失常性心肌病,即心动过速所致的心肌病(TIC)",为继发性心肌病,具有可逆性。

快速心律失常性心肌病的常见病因有哪些呢?

快速心律失常性心肌病多见于房性心动过速、阵发性室上性心动过速、房扑、房颤、室性心动过速、频发室性期前收缩、起搏器综合征等。

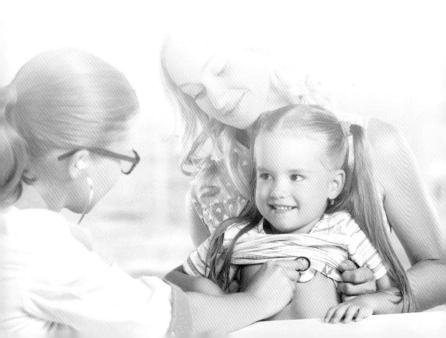

快速心律失常性心肌病都有哪些临床表现呢?

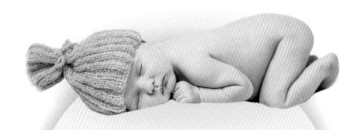

快速心律失常性心肌病缺乏特异性表现。轻症患儿可以无任何自主心前区不适的表现,重者临床上酷似扩张型心肌病。

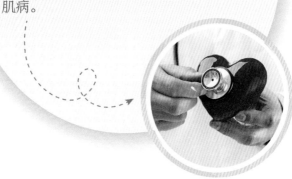

什么是心包炎？
其病因是什么？

心包炎多为全身疾病的局部表现或其他疾病的并发症,临床上根据病程分为急性和慢性,根据病因分为感染性和非感染性,根据血流动力学分为缩窄性和非缩窄性。病因多为结核性、化脓性(以金黄色葡萄球菌多见)、风湿性和类风湿性、创伤性或肿瘤浸润等。

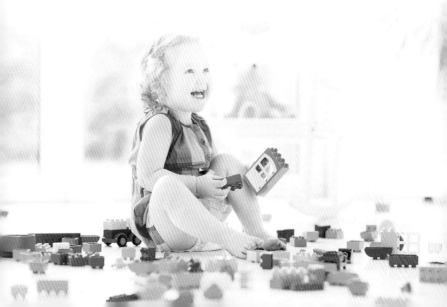

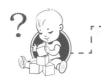

多少心包积液
可以行心包穿刺?

心包积液量心尖部位舒张期超过 1.5cm,可行心包穿刺术或外科引流明确病因。

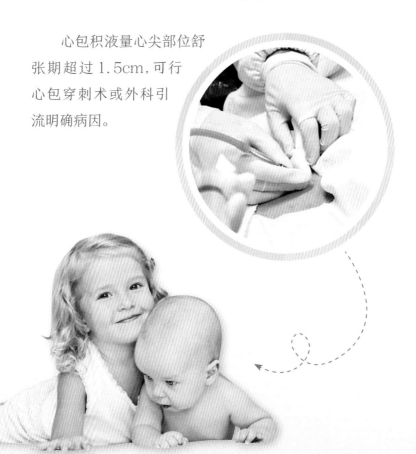

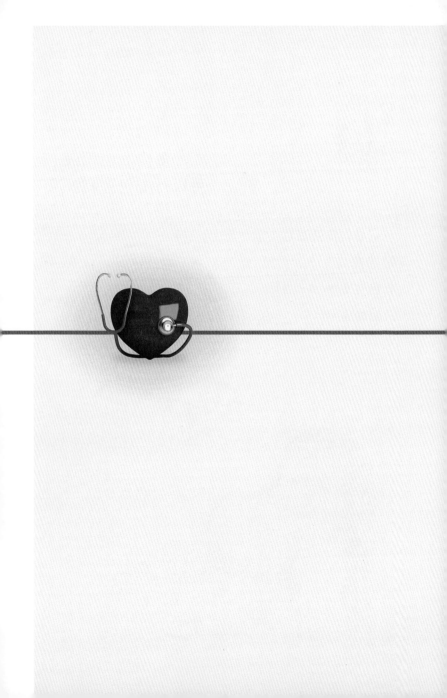

PART 3

住院患儿健康教育指导

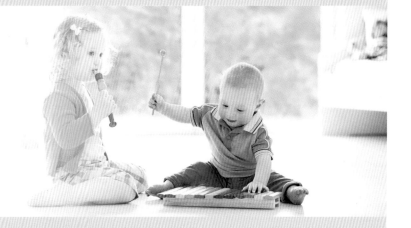

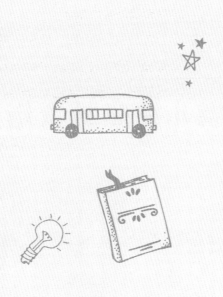

孩子为什么会患感染性心肌炎?

感染性心肌炎即指病毒性心肌炎,即由病毒侵犯心脏所引起的以心肌炎性病变为主要表现的疾病,有时病变也可累及心包或心内膜,其病理特征为心肌细胞的坏死或变性。儿童中可引起心肌炎的常见病毒有柯萨奇病毒(B组和A组)、埃可病毒、脊髓灰质炎病毒、腺病毒、传染性肝炎病毒、流感病毒和副流感病毒、麻疹病毒及单纯疱疹病毒以及流行性腮腺炎病毒等。

当患儿抵抗力减低,感染以上病毒后,就有可能患感染性心肌炎。

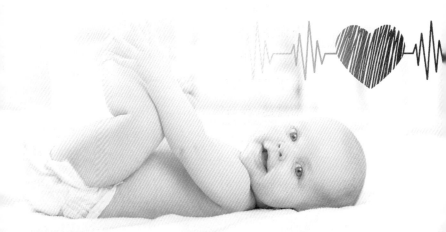

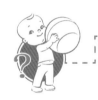

你知道什么是重症心肌炎吗?

小儿病毒性心肌炎是指病毒感染引起心肌限局性或弥漫性炎性病变。可由病毒对心肌产生直接损伤,或通过自身免疫反应引起心肌细胞坏死、变性和间质炎性细胞浸润及纤维渗出,也可引起心内膜、心包及其他脏器的炎性病变。

重型则暴发心源性休克和(或)急性充血性心衰,患儿烦躁不安、呼吸困难、面色苍白、末梢青紫、皮肤湿冷、脉搏细弱、血压下降或不能测出、严重心动过缓或心动过速、奔马律、双肺底细湿啰音、肝大有压痛,病情进展急剧,如抢救不及时,可于数小时、数天死亡,重型还可并发神经系统及肾脏损伤。

心肌炎的并发症有什么?

心肌炎可并发心源性休克、心律失常、心力衰竭。

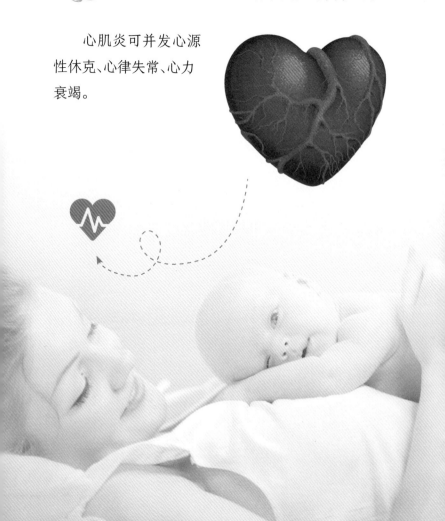

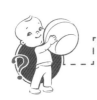

心肌炎需要治疗多长时间呢?

心肌炎需要积极治疗,包括急性期治疗和门诊后期治疗,住院期间予急性期治疗后,心脏专业门诊随访观察一年,每月随诊一次,继续口服营养保心肌药、对症等治疗持续一年。

对部分诊断心肌炎依据不足,但又不能完全除外心肌炎者(如心电图、超声心动完全正常,仅为感染后心肌酶学升高),可给予适当营养保心肌治疗,并向家长交代病情具体情况,维持口服保心肌药 2~3 个月即可。

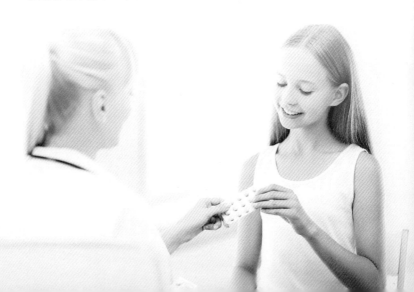

心肌炎可以治愈吗?

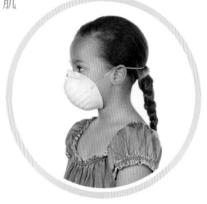

大部分心肌炎是可以治愈的。但因为心肌炎易反复,故平时生活中应注意预防。预防方法如下:

🌼 **预防感染**:尤其应预防呼吸道感染和肠道感染。对易感冒者平时应注意营养,避免过劳,选择适当的体育活动以增强体质,避免不必要的外出。感冒流行期间应戴口罩,避免去人口拥挤的公共场所活动。

🌼 **劳逸结合**:应避免情绪突然激动或体力活动过度而引起身体疲劳,使机体免疫抗病能力降低。

什么是心肌病？
是遗传性的吗？

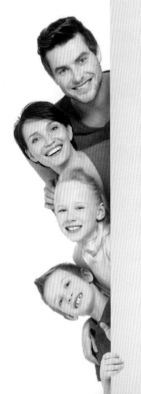

心肌病分为扩张型心肌病、限制型心肌病、肥厚型心肌病。其中：

扩张型心肌病又称充血型心肌病，其特征为心脏扩大（特别表现左室或双侧心室扩大）和收缩功能障碍。病因不明，可能与病毒感染（柯萨奇病毒、埃可病毒等）、家族遗传因素、化学、物理因素（如抗肿瘤药）、代谢异常、肌肉疾病（进行性肌营养不良）、自身免疫异常等多因素有关。

限制型心肌病是以心室内膜、内膜下心肌纤维化引起舒张期难以舒张，充盈受限，心脏舒张功能严重受损，收缩功能正常或轻度损害的心肌病。病因不明，可能与病毒或寄生虫感染侵及心内膜,心内膜下心肌,形成纤维化有关;可继发于全身性疾病;原发性限制型心肌病为常染色体显性遗传。

　　肥厚型心肌病是以心肌肥厚为特征。根据左心室流出道有无梗阻可分为梗阻性和非梗阻性肥厚型心肌病,不对称性室间隔肥厚致主动脉瓣下狭窄者称特发性肥厚型主动脉瓣下狭窄。左心室腔容积正常或减小。偶尔病变发生于右心室。病因不明,可能因素有:遗传。因此,无论是哪种心肌病,都有可能遗传。

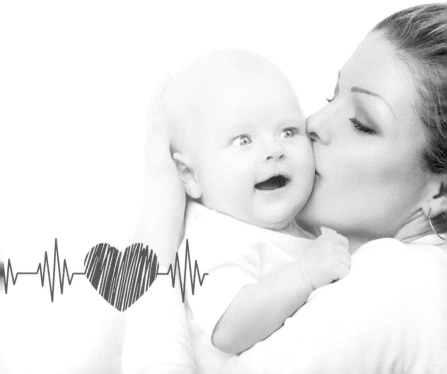

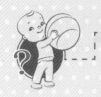

心功能不全患儿
有哪些表现？

心力衰竭,又称心功能不全。是指心脏排血量绝对或相对减少,不能满足机体代谢需要而导致的一种病理状态或临床综合征。

可以表现如下:

❀ 婴幼儿:烦躁不安,心率增快,呼吸困难,喂养困难,生长发育迟缓。

❀ 年长儿:呼吸急促,端坐呼吸,不能平卧,左侧卧位呼吸困难加重,劳力性呼吸困难。发热、咳嗽、咯血,汗多,乏力,口唇青紫,尿少、水肿、体重增加,活动耐力下降。

你知道儿童心力衰竭的
常见病因有哪些吗？

常见病因有心肌炎、扩张型心肌病、心内膜弹力纤维增生症及药物性心肌损害等。可引起收缩功能障碍。

主动脉瓣狭窄、肺动脉瓣狭窄、高血压、肺动脉高压，可引起压力负荷过重。

左向右分流型先天性心脏病、瓣膜反流性心脏病等，可引起容量负荷过重。

缩窄性心包炎、限制型和肥厚型心肌病、心脏压塞及左右房室瓣狭窄等，可引起舒张功能障碍。

以上均可导致心力衰竭。

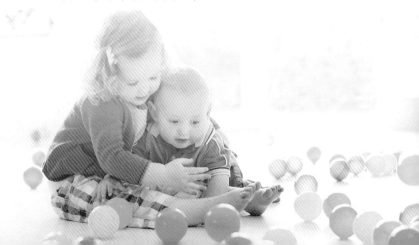

什么是心内膜弹性纤维增生症？
可以治愈吗？

本病分为原发与继发两种，继发是指由于先天性心血管畸形等血流动力学改变所致的心内膜增生，通常本病指原发性而言。其主要病理改变为心内膜及心内膜下弹力和胶原纤维增生，致心肌收缩及舒张功能受限。病因尚未明确，有报道与自身免疫机制有关，也有人认为是病毒性心肌炎发展而来，还有人认为宫内缺氧、遗传因素亦有关。病死率 20%～25%。对洋地黄治疗反应好者预后好，经长期规律治疗可获痊愈。

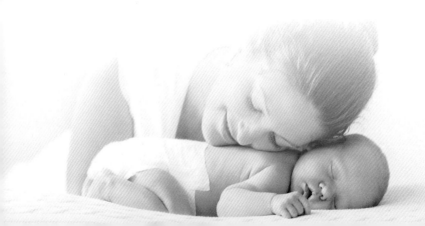

你知道心衰的治疗原则吗?

　　一般治疗包括:充分的休息和睡眠,尽力避免患儿哭闹、烦躁,必要时可适当应用镇静剂。需要控制液体入量及液速。即使患儿无发绀,供氧往往是需要的。

　　而药物治疗有强心药物、利尿剂和血管扩张药物。

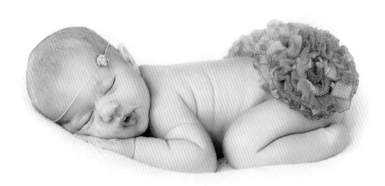

哪些患儿易患感染性心内膜炎?

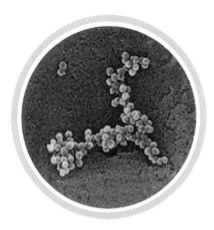

本病好发于原有心脏疾病患者,先天性心脏病占多数,还可见于风湿性瓣膜病,另外心导管检查、长期插管静脉高营养、急性化脓性感染等亦可见到。

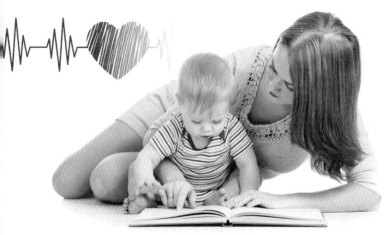

你知道感染性心内膜炎的治疗原则和并发症吗?

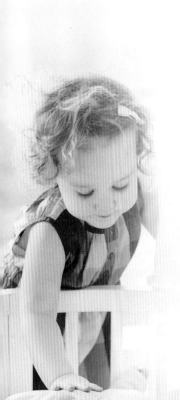

感染性心内膜炎,首先要早期积极抗感染治疗,选用对细菌敏感的抗生素,联合应用,疗程应在4~6周。其次,卧床休息、营养丰富的饮食、对症支持治疗也非常重要。若患儿对治疗反应不佳,存在手术指征时可考虑外科治疗。

并发症主要为心内栓塞脱落导致外周血管或肺、脑血管栓塞,心力衰竭,继发严重感染等,有生命危险。

风湿热的主要表现有哪些?

风湿热是一种免疫系统攻击自身组织和器官的疾病,可累及多个脏器。主要的表现有:

🌸 游走性大关节炎,预后较好,不遗留关节损伤;

🌸 心肌炎:较严重,损害持久,心脏瓣膜受损最严重;

🌸 舞蹈症:女孩多见,先情绪改变之后出现运动失调;

🌸 皮下小结;

🌸 环形红斑。

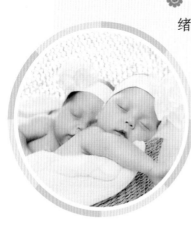

若患儿之前有咽峡炎或猩红热病史,出现上述表现时,应及时就医。

风湿性心肌炎的患儿何时
可以上学,恢复体育活动呢?

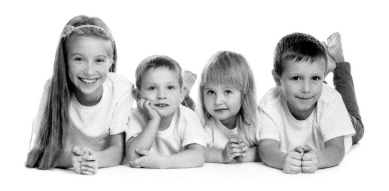

　　有心肌炎并发心力衰竭者则应绝对卧床休息,避免任何体育活动。无明显心脏受累者休息时间一般大约1个月左右。有心脏受累者约需 2~3 个月。心脏扩大伴有心力衰竭者,约需 6 个月左右方可逐渐恢复正常活动。

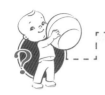

你了解儿童高血压的常见病因吗?

儿童高血压的病因与成人不同,多继发于某些疾病之后,这些疾病包括肾脏疾病、心血管系统疾病、内分泌系统疾病、中枢神经系统疾病和其他因素。如肾小球肾炎、肾盂肾炎、肾病综合征、肾动脉狭窄、大动脉炎、主动脉缩窄、嗜铬细胞瘤、原发性醛固酮增多症、铅中毒等都可能是高血压的"元凶"。如上所述,如果经过详细检查可以一一排除上述疾病,则可以诊断为原发性高血压。原发性高血压影响因素很复杂,主要有遗传、肥胖、生活方式和精神状态等。

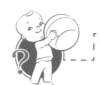

高血压为什么会导致
心脏肥厚、心脏扩大?

心脏像泵一样,血压是靠心脏收缩舒张,将血打到血管里后,推动血液在血管里流动产生的压力形成的。血压长期升高,心脏推动血液的阻力会增大,身体要想办法让心脏的力量变得更大,于是心肌逐渐增厚,若肥厚的心肌做功仍无法抵抗血压的阻力,心脏的体积就会增大来缓解部分的血压。心脏工作量越来越大,心肌"劳累过度",同时因为心脏腔室扩大,损伤了心肌,最终导致了充血性心力衰竭。

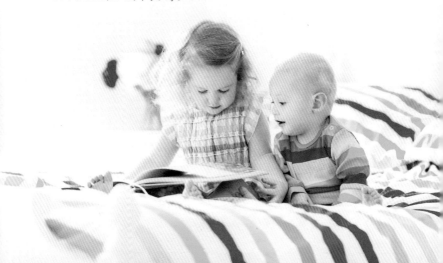

你知道心包积液的病因是什么吗?

可分为心脏原发及继发两种原因。心脏原发的病因多见于器质性心脏病如感染性心肌炎、心包炎、心肌病、川崎病、风湿性心肌炎、先天性心脏病术后的心包切开综合征、心包肿瘤等;继发性因素可见于全身性疾病如甲状腺功能减退症、结缔组织病、血液病、淋巴管瘘、败血症等。亦有部分病因不明称为特发性心包积液。

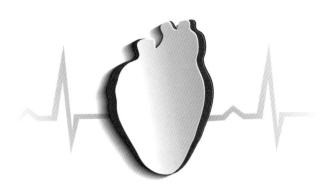

什么是心包穿刺？
儿童心包穿刺有风险吗？
风险大吗？

心包穿刺是借助穿刺针直接刺入心包腔的诊疗技术。其目的是明确心包积液的病因；抽取心包积液，以解除心脏压塞症状；心包腔内注入药物，进行治疗。因此手术有一定危险性，应由有经验医师操作或指导，并应在心电监护下及超声显像指导下进行穿刺，较为准确安全。术前消除患儿顾虑，并嘱其在穿刺过程中切勿咳嗽或深呼吸，可予适当镇静。抽液量不宜过快、过多，如抽出鲜血，立即停止抽吸，并严密观察有无心脏压塞出现。穿刺中严密观察心电监测变化，一旦出现 ST 段抬高或室性心律失常，表示针尖刺到心脏，应立即退针。术中、术后均需密切观察呼吸、血压、脉搏等的变化。

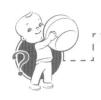

服用阿司匹林会过敏吗?
过敏是什么样子?

　　过敏因人而异,大部分患儿服用阿司匹林耐受性良好,无过敏反应。一些患儿尤其是过敏性体质的患儿在服药 7～10 天左右的时间可能出现阿司匹林过敏。皮疹为突出表现:胸腹部、背部及双下肢多见,多散在分布的红色充血性斑丘疹,部分患儿可波及全身,皮疹融合成片,部分患儿皮损严重出现水疱、脱皮,类似于重型红斑;除皮疹表现外,部分患儿合并发热、转氨酶升高、腹泻、血管神经性水肿、哮喘等表现。

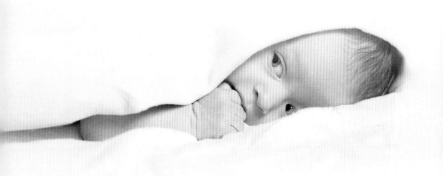

你知道川崎病的
合并症有哪些吗?

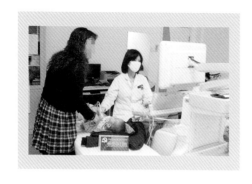

心脏血管系统常受侵犯,在急性期通过心电图及心脏彩超检查能够早期诊断。冠状动脉受累最为常见,可表现为冠状动脉扩张、冠状动脉瘤及冠状动脉内血栓形成等。还有部分患儿出现乏力、懒动、关节痛的症状;有的患儿出现腹泻、腹胀、黄疸、肝功损害等消化系统表现;有的患儿出现尿频尿急、尿道口红等无菌性尿道炎表现;少部分患儿出现烦躁、食欲缺乏、抽搐等无菌性脑膜炎表现。除心血管系统以外,其他器官组织的影响是暂时性的,会逐渐消失。

川崎病合并冠状动脉瘤危险吗？
会有生命危险吗？

非常危险,因为随时可能出现冠状动脉瘤破裂,瘤内血栓形成,导致心肌缺血进而出现心肌坏死,有猝死的风险。

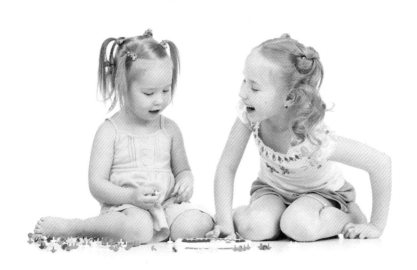

护理川崎病合并冠状动脉瘤
要特别注意哪些?

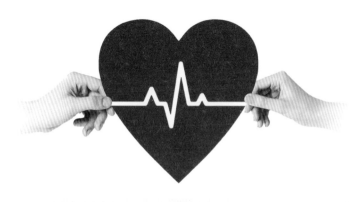

　　这类患儿属高危人群,护理时应尽量避免剧烈哭闹,减少活动,降低心脏耗氧量。同时这类患儿因需长期服用抗凝药物,注意避免磕碰、外伤,引发出血的风险。若患儿出现烦躁不安、哭闹明显、大汗、面色改变、胸痛等应及时就医,注意有无冠状动脉瘤破裂或血栓形成导致冠状动脉狭窄引起的心肌急性缺血损伤。

什么是预激综合征?

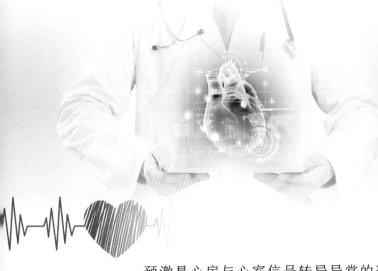

　　预激是心房与心室信号转导异常的现象,即心房心室之间存在异常通道,心脏搏动的信号"抄近路"传导到了心室,结果让心室肌提前收到信号而"预先激动",在心电图上表现出相应的波形,称之为"预激综合征"。

你知道室上性心动过速吗?

　　室上性心动过速是儿童最常见的快速型心律失常之一。具有突发突止的特点。可见于任何年龄,发作时心率加速,儿童可达每分钟 160 次以上,婴儿可达每分钟 250~325 次,节律非常整齐,一次发作可持续数秒钟乃至数天之久,通常持续数小时,发作时患婴常有拒食、呕吐、不安、气促、出汗、苍白、四肢凉等表现,儿童患者自诉心悸、心前区不适、心绞痛及头晕等。如发作持续较久,达 24 小时以上,则易出现心力衰竭。

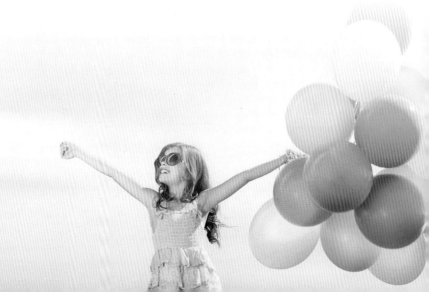

怎样监测小儿室上性心动过速有无发作呢?

年龄小的孩子往往没有症状,心跳 200 次 / 分持续一两个小时,甚至更长,家长是完全看不出来的。有些孩子,心跳快,持续一两小时,自己就转复了;如果不能转复,有的家长偶然会看到孩子颈动脉搏动特别快,或者正好摸到心跳,或孩子脸色不好去医院,偶然发现。稍微大一点的孩子,比如五六岁以上的,会描述心慌难受。因此,及时的听诊及心电图检查有助于早期发现。爸爸妈妈偶尔去摸摸小婴儿的心跳,也是件有意义的事情。但是每个孩子表现的症状不一样,还需靠父母自己去摸索。

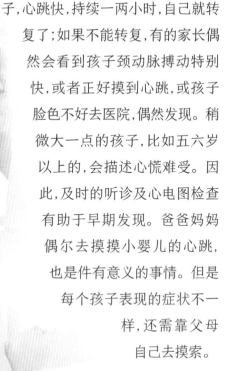

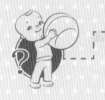

什么是房性心动过速?
怎样治疗呢?

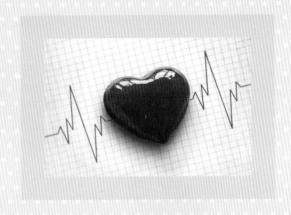

　　正常人的心电活动都是起源于窦房结,所以就叫窦性心律,是正常的心律。而房性心动过速(简称房速)是起源于心房的异常心电活动,是不正常的,故称为心律失常,可根据其心电图表现诊断。房速在儿童发病率虽不高,但有重要的临床意义。部分患儿由于持续长时间的房速没有发现,最终可出现心脏扩大、心力衰竭,有生命危险。

　　器质性心脏病或甲亢等疾病导致的房速需要针对原发病进行治疗,部分患儿加用抗心律失常药物治疗,若药物治疗效果不佳,存在手术适应证时,可选择射频消融作为根治方案。

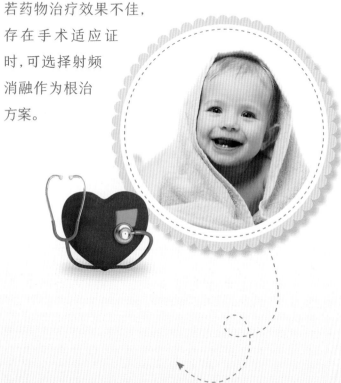

什么是紊乱性房性心动过速？
可以治愈吗？

　　小儿紊乱性房性心动过速多发生于心脏结构正常的婴儿，呈持久发作，其起源点位于心房，常为多源性，无规律可循，病因不很清楚。随着心脏组织及其自主神经系统发育日渐完善，婴儿紊乱性房性心动过速常可自行恢复，多数于 1 岁左右缓解，预后较好。

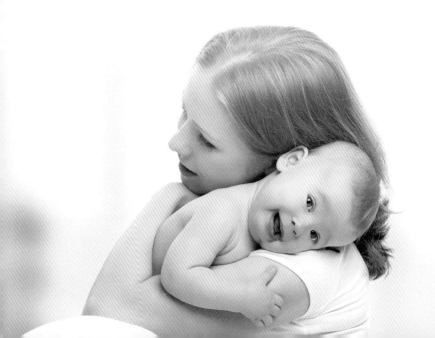

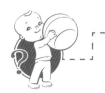

什么是房扑、房颤？
病因有哪些呢？

小儿心房扑动简称房扑,从胎儿期到各年龄组均可发病,虽不多见,但由于部分患儿的心室率可达200~300次/分,导致病情较重,应及时治疗。心房颤动简称房颤,表现为心房内的异位激动快速紊乱传导,影响心脏的正常收缩射血,是室上性心律失常最严重的类型。

病因多见于器质性心脏病,如先天性心脏病、心肌炎、心肌病等,药物或心脏手术等。

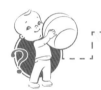

室性心动过速是什么？
有什么危害呢？
需要立即医院就诊吗？
如何治疗呢？

　　室性心动过速是一种严重的快速心律失常，可发展为心室颤动，引起心源性猝死。小儿室速不多见，近年由于心内手术的开展及诊断技术改善，发病率有上升趋势。若小儿出现室性心动过速需立即到医院就诊，根据室速的不同类型及病因，治疗有所不同，首先要终止其发作，包括药物及非药物治疗。常用的药物包括：普罗帕酮、维拉帕米、胺碘酮、利多卡因等，非药物治疗包括电击复律或射频消融治疗等。

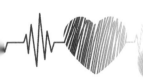

频发期前收缩有什么表现？怎样治疗呢？

常见表现为胸闷、心悸、长出气、心前区不适、胸痛、心脏漏跳、头晕、晕厥等，亦有大部分患儿无症状，多在常规体检或就诊其他疾病时发现。治疗上若偶发或单发期前收缩，不必用抗心律失常药，随诊观察；期前收缩频发引起明显症状影响生活、室早为成对或有短阵室速者，可用 β- 受体阻滞剂、普罗帕酮、胺碘酮等；对于药物治疗效果不佳、不愿接受长期药物治疗、病灶稳定的频发右室流出道及左室间隔部室性期前收缩可选择射频消融根治。

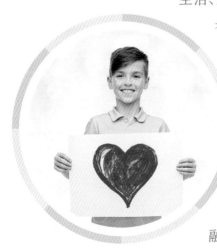

什么是房室传导阻滞?
怎样治疗呢?

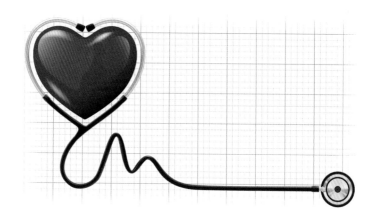

房室传导阻滞是指心脏搏动信号所行走的路径出现了异常,导致信号从心房传导到心室的过程不顺利,信号被阻滞,传达不到心室处。根据其心电图的表现可分为Ⅰ、Ⅱ、Ⅲ度。治疗包括针对病因治疗;常用药物为阿托品、异丙肾上腺素等;若高度或Ⅲ度房室传导阻滞,必要时可予心脏起搏治疗。

什么是窦房结功能不良？
怎样治疗呢？

窦房结功能不良是由窦房结及其邻近组织病变引起窦房结起搏功能和(或)窦房传导功能障碍,从而产生多种心律失常和临床症状的一组综合征。包括严重窦性心动过速、窦性停搏、窦房传导阻滞、病态窦房结综合征等一系列心电图表现。

治疗上针对病因综合对症治疗,必要时安装心脏起搏器替代治疗。

心脏传导系统

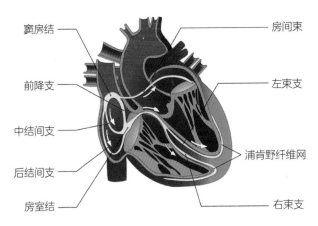

窦房结 —— 房间束

前降支 —— 左束支

中结间支

后结间支 —— 浦肯野纤维网

房室结 —— 右束支

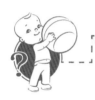

你知道心源性晕厥的危害吗?

心源性晕厥,是由于心输出量突然降低引起脑缺血而诱发的晕厥。严重者在晕厥发作时可导致猝死,是最严重的类型。

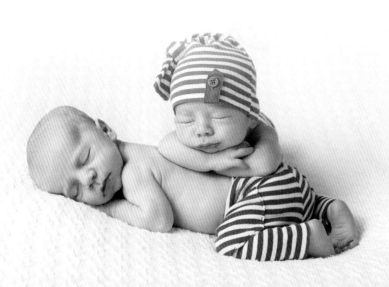

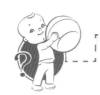

你知道常用的抗心律失常药
有哪些吗?

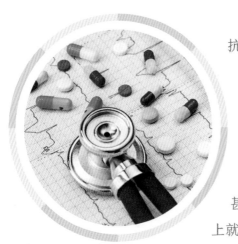

成人能够应用的抗心律失常的药很多,但儿童的却非常少。这个源于小孩的所有脏器发育不成熟,一些药物因为毒副作用而不可以选用,甚至有的药物说明书上就写了一岁内的孩子禁用,或12岁之内的孩子慎用。我们首选对孩子安全而且有效的药来试,最好是一个药;如果一个药不行,再换另一个;如果还不行,可能就要联合一两种药来用,但肯定首选对孩子安全的。常用的药物包括普罗帕酮、胺碘酮、β受体阻断剂、地高辛,还有维拉帕米、三磷酸腺苷、索他洛尔等。

什么是射频消融治疗？

射频消融术是近年来用于临床的新的介入性治疗技术,通过血管腔把导管送到心脏的不同部位,标测心内电图不同的导联,然后判断心律失常异常位置。之后,再将射频电流转化成热能,

50℃左右,把异常肌纤维烫死,杜绝因其产生的心动过速,目前已广泛应用于治疗快速性心律失常。

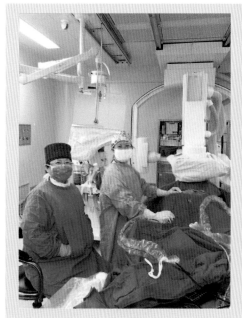

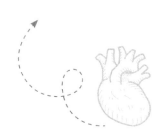

哪些患儿可以做射频消融呢？

射频消融适用于：

🌼 预激综合征合并阵发性房颤和快速心室率；

🌼 房室折返性心动过速、房室结折返性心动过速、房性心动过速和无器质性心脏病证据的室性心动过速（特发性室速）呈反复发作超过 2 次以上，或合并有心动过速心肌病，或者血流动力学不稳定者；

🌼 频发右室流出道或左后间隔部的室性期前收缩，病史长，药物控制不佳；

🌼 发作频繁、心室率不易控制的典型房扑。

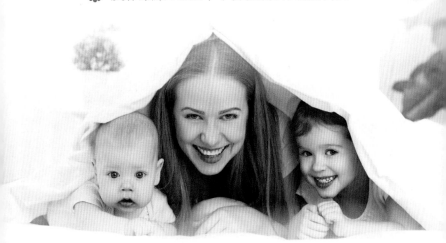

射频消融手术有风险吗?
有哪些风险?

虽然射频消融术较安全,属于微创手术,但仍有一定的严重并发症,小儿血管细、心脏小、心肌薄,实施射频消融术难度高、风险大,需要慎重选择。常见的并发症如下:

🌼 急性心脏压塞;

🌼 完全性房室传导阻滞;

🌼 完全性右束支传导阻滞;

🌼 穿刺部位的感染;

🌼 动静脉血栓;

🌼 心脏瓣膜损伤;

🌼 气胸、血胸等。

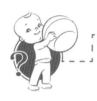

你知道什么样的病人
需要安装心脏起搏器吗?

安装心脏起搏器的适应证:

🌼 症状性窦性心动过缓;

🌼 心动过缓 - 心动过速综合征;

🌼 先天性或后天性高度或Ⅲ度房室传导阻滞;

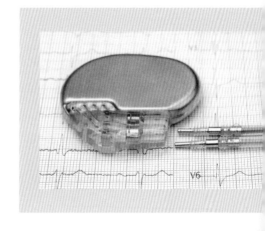

🌼 某些离子通道疾病:如 QT 间期延长综合征、儿茶酚胺敏感性多形性室性心动过速等。

安装心脏起搏器
的患儿需如何护理呢?

　　首先,患儿活动量不宜过大,养成良好的生活习惯,口服必需的药物,尽量减少外界环境对起搏器信号的干扰,远离强磁场、高压线,定期到医院进行起搏器的调控及检查电池电量。若患儿一旦出现头晕、胸闷、黑蒙、乏力等症状应立即到医院检查,以确定有无起搏器功能障碍的发生。

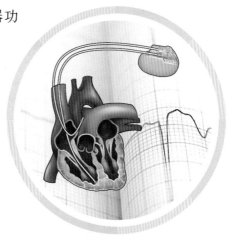

儿童心脏能移植吗?

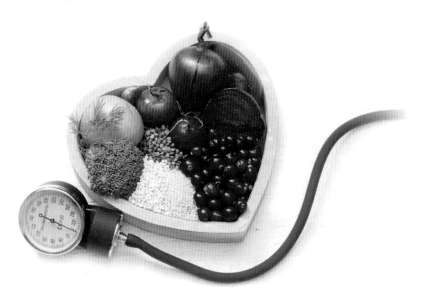

现在国外心脏移植病人的年龄已囊括成人、儿童及婴幼儿。在我国,成人心脏移植已趋成熟,但儿童的心脏移植尚处于探索阶段,目前仅有零星报道,开展较少,经验有限。其次,匹配供体难找,治疗费用昂贵,预后不详,也限制了儿童心脏移植的开展。

告诉你中医治疗
小儿心脏病的经验！

　　祖国医学博大精深，对小儿心脏病亦积累了丰富的治疗经验。一些中药方剂及中成药对小儿心脏病的治疗起到了重要的辅助作用，如芪冬颐心口服液等。

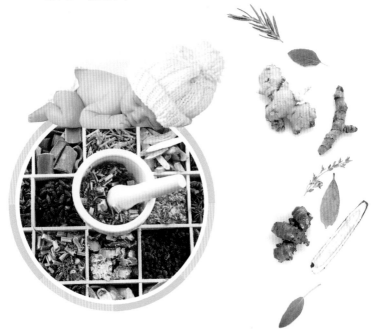

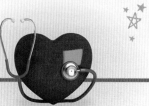

阅读笔记

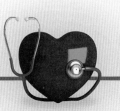

阅读笔记

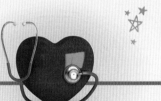

阅读笔记